Prix : **Deux francs.**

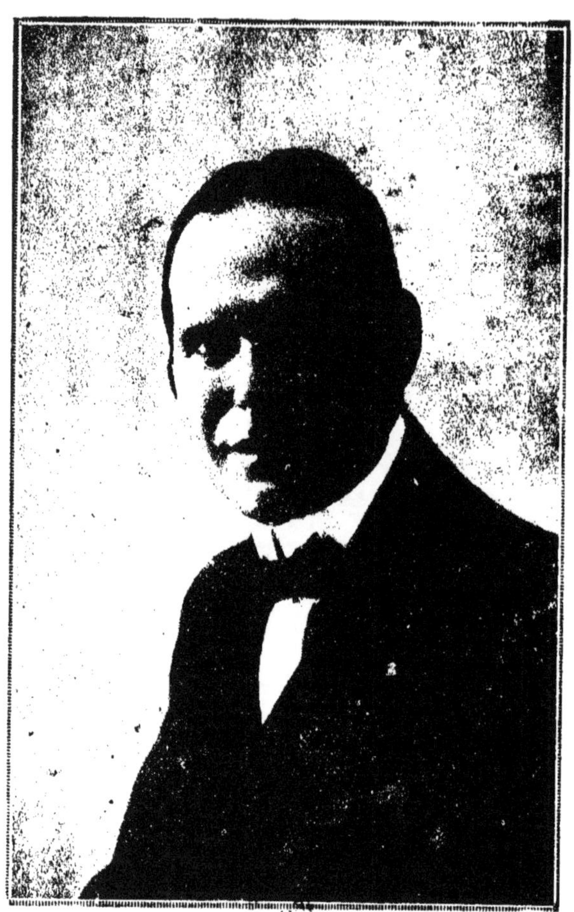

AU DOCTEUR SERGE-SAMUEL VORONOFF.

Illustre Confrère,

Aujourd'hui je fais le malin, je vous blague. Mais si demain, j'avais besoin de votre ministère — on ne sait jamais ! — j'espère bien que vous ne me garderiez pas rancune, et que vous m'arrangeriez... comme pour vous.

Dr V. T.

DOCTEUR V. TRENGÁ
PRÉSIDENT — IN PARTIBUS INFIDELIUM
DES H. A. H. A.

Au premier de ces Messieurs !...

Essai de Critique psycho-chirurgico-sociologique

: : **Vendu au Profit de l'Œuvre** : :
: : **Philozoïque des S. A. M. V.** : :
(Singes Abélardisés par la Méthode Voronoff)

999e MILLE

ALGER
IMPRIMERIE JEAN GAUDET, 18, RUE ROVIGO

1924

DU MÊME AUTEUR :

Sur les Psychoses chez les Juifs d'Alger (épuisé). 1902

Notes sur la Langue Punique, à propos du « Pœnulus » de Plante (épuisé)............ 1911

L'Ame Arabo-Berbère, étude sociologique sur l'Islam Nord-Africain (ouvrage honoré d'une souscription du Conseil général d'Alger).... 1913

Notions d'Hygiène Oculaire au Maroc, (brochure de propagande bilingue (arabe et français) avec la collaboration du Dr Raoulx, de Toulon. 1917

Berberopolis, tableaux de la vie nord-africaine en l'An Quarante de la République Berbère, avec préface posthume d'Eugène Fromentin. 1922

Pour paraître prochainement :

Un Correspondant de Révolution, journal d'un Israélite de Fès (1908-1909-1910), en collaboration avec M. A. Maitrot.

En préparation :

Le Fils du Moutchou, roman algérien.

Considérations sur l'Esthétique Berbère.

PRÉAMBULE

Si Panurge revenait au monde, il ne chercherait plus à savoir s'il doit se marier, ou rester célibataire. Il poserait, plutôt, à l'un, puis à l'autre, sans se lasser cette angoissante question, laquelle est au tout premier plan de l'actualité : « Me ferai-je greffer ? » C'est dans l'hypothèse — peu probable, je me hâte de le dire — d'un retour sur cette terre du fils chéri de Rabelais que j'ai imaginé, à son intention, les courtes scènes qui se déroulent dans les quelques pages qui vont suivre. Je ne crains qu'une seule chose c'est, qu'après les avoir lues, ce pauvre Panurge ne soit aussi perplexe qu'avant...

NOTA : *Un puriste trouvera peut-être que, surtout dans ma dernière phrase, il y a trop de* que. *Je lui répondrai que, dans un tel sujet, abondance de* que *ne saurait nuire.*

Dr V. T.

Au Premier de ces Messieurs !...

SCÈNE PREMIÈRE

Chez les Hommes

Dans le monde. Un salon, comme en en voit encore quelques uns, où l'on cause. Chacun parle : aussi l'on y dit pas mal de choses sensées et l'on y entend beaucoup de bêtises. Un groupe de Messieurs, très décoratifs et très décorés, d'âges divers, depuis l'âge dit mûr jusqu'à la sénilité très avancée. Conversation animée mais roulant, cette fois, sur le même thème,, le Thème Unique :

Un Substitut, *déjà poivre et sel, plus sel que poivre.* — Vous ne savez pas la dernière nouvelle? Le Procureur général veut, lui aussi, en tâter... je suis fort inquiet...

Un Conseiller a la Cour. — Vous craignez pour la santé de Monsieur le Procureur?

Le Substitut. — C'est tout le contraire... je crains pour mon avancement. Voronoff rendrait, à la lettre, notre grand chef inamovible...

Un Vieux Monsieur, *gouailleur.* — Oui, mais si l'opération réussit, votre patron ne pourra plus se flatter d'appartenir à la Magistrature assise...

Le Substitut. — Je ne comprends pas !...

Le Vieux Monsieur. — Eh ! oui, il sera toujours couché !... (*Rires*).

Un Banquier. — Savez-vous que cette nouvelle découverte ne fait pas mes affaires? J'avais placé une partie de mes capitaux disponibles dans l'affaire de la S.A.D.H....

Un Monsieur, *amorphe.* — Plaît-il?

Le Banquier. — La Société Anonyme des Dragées d'Hercule... La baisse s'accentue de jour en jour. C'est un krach en perspective...

Un Contribuable. — A propos, est-ce que le fameux docteur est imposé sur les bénéfices que lui procurent ses opérations?

Un Monsieur. — Ce serait plutôt à ses clients de payer pour les bénéfices... supplémentaires !

Un autre Monsieur, *il a l'air d'un général en retraite.* — Mille tuyaux de pipe ! je ne comprends pas qu'on blague cet homme. Napoléon en aurait fait un prince de l'Empire !

Le Monsieur gouailleur. — Duc de Plaisance !

Le Substitut. — Ou Marquis de Bagatelle !...

Soda, *collaborateur humoristique à la D.A.* — Un homme comme lui n'a pas besoin de titres de noblesse. Pour mieux marquer son mérite appelez-le, simplement, Vor-œufs-neufs ! Jamais on ne saura assez glorifier un citoyen qui, en ce moment d'affaissement, d'amollissement général s'efforce de faire remonter autre chose que le franc !...

(Plus loin, quelques dames entourent un Monsieur à lunettes). Une grosse Dame mure. — Quel est votre avis, docteur, sur ces fameuses expériences?

Le Docteur. — Mon Dieu, Madame ! il faut avouer que mon illustre confrère Voronoff a fait preuve d'une pénétration... ses recherches sont fécondes...

La grosse Dame. — Mais ses opérés sont-ils aussi... pénétrants, et aussi... féconds que ses recherches?

Le Docteur. — Le temps, Madame, ce grand maître nous l'apprendra.

Une autre Dame, *maigre, celle-là, mais mûre, elle aussi.* — Je n'ai jamais compris pourquoi Messieurs les Docteurs cherchent plutôt à retaper les hommes. Et nous donc?

Le Docteur. — A quoi bon, Madame. N'êtes-vous pas toujours jeunes?

La Dame maigre. — Vous êtes trop galant, docteur !

Une troisième Dame, *ni maigre, ni grosse, mais toujours mûre.* — Pour moi, je trouve qu'il n'y a aucun intérêt à prolonger et à étendre des expériences superflues. Un bon mari n'a qu'un devoir, qu'il soit jeune ou vieux, fort ou faible : subvenir aux besoins de son épouse. Quand il est capable de solder ses notes de couturière, de modiste, de bijoutier, de parfumeur, etc., etc., le reste, oui, le reste... dont il est question dans *Les Deux Pigeons*, importe peu...

Une quatrième Dame, *bien moins mûre que les trois premières.* — Le mari, je vous l'accorde. Mais, l'autre?

Le Docteur, *d'un ton badin.* — L'autre, grâce à Voronoff, selon le mot si fin de notre Abel Faivre national, pourra, royalement, récompenser les faveurs de sa Dulcinée en la payant en monnaie de singe !...

Monsieur Taupin. — Puisque vous êtes sur la sellette, cher docteur, un mot pour un renseignement personnel...

Le Docteur. — Dites, Monsieur Taupin.

Monsieur Taupin. — Pensez-vous que la petite opération ait une influence sur la pigmentation de certaines parties du corps?

Le Docteur, *un peu surpris.* — Et quand bien même, cher Monsieur?...

Monsieur Taupin. — C'est que, voyez-vous, en ce qui me concerne personnellement, ce serait fâcheux... (*à voix basse*)... je les ai déjà tellement noires !...

(*A ce moment fait son entrée dans le salon l'Abbé Moll, camérier secret de S. S., conférencier à la mode. Il est, aussitôt, entouré par l'élément féminin*).

Une grosse Dame, *minaudant.* — Si vous saviez quel est notre sujet de conversation, vous nous gronderiez sûrement, Monsieur l'Abbé !

L'Abbé Moll. — Pas du tout, chère Madame. Et, sans être sorcier, je présume que vous parlez du fameux prestidigitateur moderne...

Une autre grosse Dame. — Peut-on vous demander alors votre opinion, Monsieur l'Abbé, sur ces miraculeuses opérations...

L'Abbé Moll. — Il appartient à Dieu seul, Madame, d'opérer des miracles... Quant à votre Voronoff, à mon humble avis, cet escamoteur sent le fagot. D'une part, en effet, s'il se permet d'inclure dans le corps auguste d'un fils d'Adam, créé à l'image du Tout Puissant, des particules, mêmes infimes, d'organes prélevés sur des animaux, il risque de modifier l'essence humaine, péchant ainsi gravement contre l'ordre harmonieux préétabli par le divin Créateur... Sans compter qu'il peut induire la victime de son opération sacrilège en tentation abominable, lui donnant l'occasion de commettre un des crimes les plus contre nature... Je n'insiste pas !

Le Docteur. — Mais, Monsieur l'Abbé, quand il sera de pratique courante de greffer des glandes humaines, votre objection tombera d'elle-même...

L'Abbé Moll. — Je vous voir venir. Vous êtes parmi les promoteurs de cette idée saugrenue qui peut se résumer ainsi : Les hommes voués au célibat doivent faire profiter les autres d'organes pour eux inutiles. Mais en admettant que, de leur propre volonté, ces disciples modernes d'Origène et d'Abélard sacrifient sur l'autel de la Repopulation ce que leur vœu de chasteté a rendu pour ainsi dire, disponible en faveur de la collectivité, n'est-il pas à craindre qu'au jour du Jugement Dernier, chaque homme devant, ainsi qu'il est dit dans Saint-Thomas à l'article *Utrum omnes resurgent in sexu virili?* ressusciter avec son corps tout entier, tel que le Créateur l'a façonné au premier jour, il n'y ait quelques difficultés... Pour ma part je ne vois pas bien, par exemple, Pierre courant après Paul pour lui demander de lui restituer, d'urgence...

La grosse Dame (*cachant sa figure derrière son éventail*). — Monsieur l'Abbé !

Le Docteur. — Messieurs les théologiens, vous avez réponse à tout !

L'Abbé Moll. — Du reste je prépare, sur cette question palpitante d'actualité, une conférence contradictoire à laquelle, j'espère, vous me ferez l'honneur d'assister... J'y citerai l'opinion d'un prélat qui, je crois, fait autorité en la matière, Monseigneur de Bonnechose...

Un Indigène, fils de grande tente *qui, jusqu'ici, a écouté religieusement sans prendre part à la conversation, tient, lui aussi, à placer son mot. Il le fait avec cette saveur du terroir, cette franchise de bon aloi que les touristes se plaisent à reconnaître aux « Sidis » :*

— Si vous Franciss faire comme nous autres, jamais besoin ni Boronoff, ni chadi, ouallah ! Quand la mouquère de vous autres y viendra adjouza, toi casser la carta et achtir Madame jaune...

— Taupin. — Comment, jaune? Pourquoi cette couleur?

L'Indigène. — Jaune, bitite, toute bitite ! Et si toi, Sidi Toutpine, ti as peur manquer fourça, ti vas achez boucher mozabite, ti sais, rue de Chartres et ti achitras klaoui, comment tidis en franciss, ti sais des offs, des offs di mouton. Ti fi couire, ti bouffes. Après, fourça, fourça bezeff, ouallah !

La grosse Dame. — Quelle horreur !

Le Docteur, *qui prend des notes.* — Mais, Madame, je trouve que cette opothérapie je dirais, instinctive est d'une originalité et, peut-être, d'une efficacité... Le célèbre médecin arabe Averroës...

Un Poète, *chauve. Type dans le genre de Gabriele d'Annunzio.* — Jusqu'à présent, je n'ai rien dit, estimant que seule la langue rythmée et rimée est capable de magnifier, dignement, un poète tel que Serge-Samuel Voronoff...

Le Docteur. — Un poète? mais il me semble que cet homme de laboratoire...

Une Dame blonde, *qui n'a encore rien dit.* — Oui, ce Monsieur manie plus dextrement le bistouri que la lyre...

Un Poète. — Je maintiens que Voronoff est le plus grand de nos poètes modernes et, peut-être, des poètes passés... Plus que physiologiste profond, mieux que chirurgien prestigieux, cet homme, ce surhomme est un poète, le Poète, dans le sens vrai du mot, le Créateur. La vie ne renaît-elle pas sous ses doigts agiles? Et refaire un homme, recomposer des ruines d'un temple branlant une fière cathédrale à la flèche élancée où brillera, sans fin, le feu divin, n'est-ce pas là œuvre de vrai poète?...

Un Théosophe. — Notre poète a dit vrai. Voronoff est un grand Initié; et je doute que cet être complet ait jamais besoin de pratiquer sur lui-même la régénératrice opération qui va rejeter, dans le tourbillon de la Vie, des millions d'énergies renouvelées. Ce Judéo-Russe, par sa double race allie, en effet, l'esprit pratique du Sémite au mysticisme du Slave. Et, comme il a eu le bon goût de faire honneur à notre pays en venant y vivre, il est maintenant parfait, puisqu'il est devenu, au surplus, Parisien... Voronoff, en face de l'Eternel Féminin personnifie, n'en doutez pas, l'Eternel Masculin, et toutes les Virilités inquiètes, solitaires et chancelantes que hantaient, avant son Ere, le souci d'une Impossible Félicité et les tourments d'une Passion Inassouvie, vont entonner, à la gloire du Grand Prêtre un Hosannah triomphal !...

Le Poète, *chauve.* — Et maintenant, Mesdames, Messieurs, me permettrez-vous d'employer le langage des Muses pour célébrer, à mon tour, en un sonnet, les mérites du génial Voronoff?

Une Maman, *inquiète et prudente.* — Dois-je dire à mes filles de se retirer?

Le Poète. — Rassurez-vous, Madame. Je ne compose que du classique. C'est un poème à la manière de José-Maria de Hérédia. (*il déclame*).

Les Greffés

Comme de grands oiseaux blessés, les vieux marcheurs
Fatigués de porter d'inutiles baloches
Allaient, les pieds très lourds ainsi qu'en des galoches
Vers le Magicien, retremper leurs ardeurs.

Ministres, généraux, cardinaux, empereurs
Aux membres ballottants, tels des battants de cloches
Ils partaient échanger leurs choses molles, floches
Contre des attributs aux multiples raideurs.

Chaque soir, combinant des batailles épiques
Le flux phosphorescent des singes des tropiques
Réchauffait leur vieux sang de feux inespérés

Et, penchés, haletants sur le sein des pucelles
Ils sentaient palpiter — les heureux opérés ! —
Au fond de leur scrotum les deux glandes nouvelles !..

(*Nombreux bravos, les uns discrets, les autres franchement enthousiastes*).

Une jeune fille, *les yeux clairs, l'air candide se penche vers le docteur.* — Ce poème me semble admirable, bien que je n'en aie pas saisi tout le sens. Et, à ce propos, docteur, permettez-moi une petite question. J'ai lu dans l'*Echo de la Mode et des Familles* que ce grand savant s'occupait à greffer des glandes interstielles. Quel est le sens exact de ce terme?

Le Docteur, *visiblement gêné.* — Mais, Mademoiselle, je ne sais comment vous expliquer... Vous pourriez peut-être, à la première occasion, interroger votre professeur d'histoire naturelle...

La jeune fille. — C'est que j'ai eu cette idée... Mais Mademoiselle m'a répondu que ce n'était pas dans le programme...

Le Docteur. — Alors, vous devriez vous adresser à Monsieur le Recteur de l'Académie... Au fait, pourquoi n'avez-vous pas consulté votre dictionnaire?

La jeune fille. — C'est vrai. Merci, docteur !

(Rentrée dans sa chambre virginale, la jeune fille feuillette, d'un doigt fébrile, le petit Larousse des écoles. Elle trouve : « Interstitiel, *adj. qualif. dérivé d'*interstice *»... «* Interstice *: petite fente, petit trou, espace vide entre les parties d'un tout » (après un moment de réflexion) :* Je comprends !... ça sert à boucher les... trous. Tout de même, je ne vois pas bien comment... *(elle se couche, s'endort et rêve qu'elle va demander des explications complémentaires à Monsieur le Ministre de l'Instruction Publique.)*

SCÈNE II

Vers l'Immortalité

Zaza. — Toto ! tu parais triste. Tu as encore perdu aux courses !

Toto. — Fiche-moi la paix !

Zaza. — Voyons, Toto, tu as de la peine... je veux savoir !

Toto. — Eh bien oui ! c'est encore mon oncle, l'académicien...

Zaza. — Son dernier ouvrage se débite mal ?

Toto. — Bah ! *La Cochonne Sentimentale* en est à son soixante-neuvième mille. Ça se vend comme du pain, surtout depuis que le Bey de Tunis et le Sultan d'Anjouan ont rayé tonton des cadres du Nicham et de l'Etoile Noire...

Zaza. — Mais alors, en quoi ton bon oncle ?...

Toto. — Voilà ! je suis allé lui rendre visite, ce tantôt. Figure-toi que j'ai trouvé ce respectable vieillard dans son grand salon décoré à l'antique. Il était vautré sur un lit de pourpre, couronné de roses, tel un Héliogabale de grand opéra. Aux sons d'un jazz-band effréné, pas du tout romain, par exemple, ce pauvre tonton hurlait comme un damné, entouré d'une demi-douzaine de poules de luxe déguisées en Messaline, Thaïs et autres grues de la haute de l'ancien temps. A ma vue, tonton s'est écrié, en me tendant une coupe : Enfin ! je suis vraiment immortel, immortel ! Immortalis sum ! Vivat Priapus Voronovus, semper vivat !... J'ai d'abord cru qu'il était devenu fou... Et puis j'ai compris que ce sacré vieux était allé se faire greffer comme, à plusieurs reprises, il m'en avait menacé quand j'allais le taper un peu trop fort...

ZAZA. — Alors, l'héritage? Tu es volé, mon pauv' Toto !

TOTO. — J'ai pensé, un moment, à le faire... comment dire, dégreffer... Mais ce doit être trop tard ! Ça a sûrement eu le temps de prendre... Quel drôle d'individu que ce Voronoff qui se mêle de restaurer, de retaper les petits vieux bien propres. Comme s'il n'y avait pas assez de jeunes gens, d'hommes dans la force de l'âge qui ne demandent qu'à percer !...

ZAZA. — Va, console-toi, mon Toto ! Chouberski, tu sais, le petit interne polonais qui chauffe Nanouche lui disait, hier encore, que la méthode Voronoff, ça valait pas chipette. Le vieux Brown-Séquard n'est pas encore dégommé...

TOTO. — Oui, on dit que c'est pas encore au point. Paraît que c'est comme le vaccin; il faut y revenir tous les trois ans...

ZAZA. — Tu vois, mon p'tit ! D'ici là, on a le temps...

TOTO. — Mais tu ne réfléchis à rien. Après une deuxième décrépitude, vlan ! une nouvelle greffe, dans les conditions, et en voilà encore au moins pour trente-six mois. D'autant plus que la méthode se sera perfectionnée. Avec ce sacré truc-là, plus moyen d'être claqué ! Immortalité par étapes, mais immortalité quand même... Et puis, le plus embêtant c'est qu'arrivera le moment où, moi aussi, je serai obligé de me faire doper...

ZAZA. — T'auras jamais besoin de ça toi, mon chéri !

TOTO. — Ta ! Ta ! Ta ! Il faudra bien que je dure pour attendre le moment où tonton, qui a de l'avance sur moi, la perdra... Et moi qui n'ai jamais pu supporter qu'on m'incise, même endormi, le plus petit furoncle. Comme la vie devient compliquée !

ZAZA. — T'inquiète pas à l'avance, mon Toto. J'ai idée, moi, vois-tu, que quand les savants auront trouvé le moyen d'être immortel on verra surgir, on ne saura d'où, un nouveau savant qui découvrira la méthode pour permettre aux hommes rassasiés de jours de mourir une bonne fois, à la fin ! Ce ne sera peut-être pas le même genre de mort que maintenant, mais on disparaîtra, et ce sera l'essentiel...

TOTO. — Pensée profonde pour une si petite cervelle. Tu dis peut-être vrai, gamine ! Et ce satané chercheur, un vrai morticole, celui-là, se donnera un mal de chien pour arriver. Et il arrivera. Quand ce ne serait que pour embêter ses confrères...

ZAZA. — Et pour présenter une belle communication à l'Académie de Médecine ! (*ils s'embrassent*).

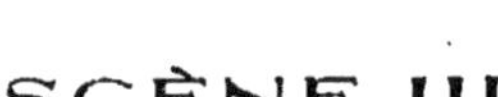

SCÈNE III

Chez les Singes

Le scène se passe au fond d'un ravin, près d'une cascade, dans les gorges de la Chiffa. Une importante tribu de magots, mâles, femelles et bébés, se presse, jacassante, remuante. Quelques animaux se sont mêlés à l'assemblée, bien que n'appartenant pas à l'espèce simienne. Un vieux magot, aux favoris déjà grisonnants, vrai sosie du général Weyler, préside la séance :

Le vieux magot. — J'espère que vous allez faire silence ! Nous ne sommes pas, ici, au Palais-Bourbon et, du reste, la question dont je vais avoir l'honneur de vous entretenir est, pour nous tout au moins, beaucoup plus grave que celle de l'application du double-décime... En l'absence du citoyen Ah-Ou, notre vénéré chef de tribu qui n'a pas paru parmi nous depuis déjà deux semaines, je vous demande de prendre la parole.

Voix diverses, *dans la foule des singes.* — Parlez ! Parlez ! de quoi s'agit-il ?

Le vieux magot. — Jusqu'à ces jours derniers, notre tribu vivait en paix avec les hommes. Le long des siècles, l'Algérie, notre mère-patrie, a eu beau subir le joug de dominations différentes : jamais aucun conquérant n'osa...

Un singe, *paraissant loustic. (C'est le portrait vivant de M. Joseph Reinach).* — Et nos pauvres frères, enchaînés ignominieusement par le patron du Restaurant du Ruisseau des Singes...

Le vieux magot. — Tais-toi, Polybe ! Tu n'ignores pas que nos copains ont leur captivité adoucie par maintes cajoleries et maintes friandises. Quand, par les temps de famine, notre ventre sonne creux, ils ont, à profusion, noix, pain blanc, et sucre. Ils mourront de gras fondu. Mais un malheur bien plus terrible que la perspective d'une douce captivité nous menace maintenant. Il est temps de pousser le cri d'alarme, depuis que les hommes, nous pourchassant avec une âpreté inouïe, cherchent à nous capturer sains, indemnes et vivants pour nous emporter dans leurs villes où, hélas ! nos plaintes sont étouffées...

Le loustic. — Mais la Société Protectrice des Animaux ?

Le vieux magot. — Cette œuvre philanthropique — je veux dire philozoïque — n'a été créée que pour les animaux domestiques, ces vils esclaves de l'homme et qui, en somme, n'ont que le sort qu'ils méritent... Quant à nous, si nous ne voulons pas être décimés, anéantis, comme de vulgaires Peaux-Rouges, il n'est que temps de nous organiser pour la lutte...

Le loustic. — Caveat Consul !

Un jeune macaque. — On veut peut-être faire de nous des émules de Snooky !

Une jeune macaque. — Moi, j'ai toujours rêvé de faire du cinéma. Je suis, paraît-il, très photogénique...

La maman de la jeune guenon. — Tais-toi, ma fille ! Les hommes veulent tout simplement, prendre notre poil, notre fourrure si délicate, si gracieuse, pour orner les toilettes des belles Madames...

Le loustic. — Mais, Madame, nous devrions être fiers de la préférence. Après le chimpanzé, le ouistiti, le cynocéphale, le singe de la Chiffa, hier inconnu, aussi décrié, aussi peu prisé que le lapin vulgaire ou le chacal commun, est à la mode !...

Un gros singe. — Remarquez qu'on s'acharne aux plus avantageux d'entre nous...

Le loustic. — Pour nous vendre au poids, comme les parfums, de Chady, naturellement !

Une petite guenon. — Il paraît qu'avec notre fauve duvet on fabrique de mignonnes houpettes...

Le vieux magot. — Si l'on n'en voulait qu'à notre pelage ! Mais, depuis qu'une mission composée de savants chirurgiens s'est montrée dans nos parages, et si j'en crois certains échos de journaux, l'homme se servirait de nous pour des expériences assez étranges...

Une autruche. — Oui, je le sais ! des greffes d'organes, pour donner à une humanité chancelante et dégénérée ce dont elle manque. Moi, qui ai de l'estomac, cela va se savoir. Et gare à moi si quelque milliardaire a la fantaisie de digérer, grâce à moi, la bienheureuse côtelette dont il n'a pu se délecter, jusqu'à présent, malgré son or !...

Un perroquet. — Et moi, gare à ma langue. Le député d'Alger, qui n'a encore pas dit un mot à la

Chambre, où pourtant on rencontre tant de bavards, serait capable de se la faire greffer !...

Un cobaye. — Ce serait un peu à votre tour, Messieurs les Quadrumanes. La souris blanche, ma sœur de misère, et moi en avons assez d'être, depuis belle lurette, les seules innocentes victimes. Vivisectionnés à jet continu, malgré les protestations de ce brave M. Foveau de Courmelles, nous permettons aux hommes de laboratoire de pondre les mémoires les plus divers et les plus abracadabrants... Ah ! je vous assure qu'ils ne s'amuseront plus à fabriquer des rats à trompe ou des moutons à cinq pattes...

A ce moment on voit arriver un gros singe, traînant une chaîne. Il court, en proie à une crainte intense. Ce n'est qu'un cri général :

— Ah-Ou ! Ah-Ou ! le chef de notre tribu !

Ah-Ou, (*Le portrait craché de feu M. Chauchard*) *les larmes aux yeux, montrant un pansement qui lui couvre le bas-ventre.* — Votre chef ! oui... hier. Mais, aujourd'hui, je ne suis plus digne de l'être !... Si vous saviez dans quel état ils m'ont mis !

Une guenon, *se précipitant vers lui.* — Mon chéri, mon Ah-Ou doré, qu'est-ce qu'ils ont fait de toi !

Ah-Ou. — Tu le sauras bien assez tôt, ma pauvre amie... Et dérision suprême ! Pour me consoler, on m'avait confié à une vieille fille qui me donnait, devinez quoi ?... Des cacahuètes !

Madame Ah-Ou *qui a compris, pousse un grand cri et s'évanouit dans les bras de ses compagnes.*

Le loustic. — C'est pour le coup, maintenant, que notre sous-genre innuus pourra s'appeler *ecaudatus !*

Ah-Ou. — Oui, mon cher Polybe, par l'artifice infernal des hommes, je suis vraiment, maintenant, le singe sans queue.

Le loustic. — Si, au moins, pour nous récompenser de notre sacrifice forcé, les hommes créaient, après l'Eléphant Blanc, le Cafard de Médenine et le Dragon d'Annam, l'ordre du Singe-Vert? Tu en serais de droit, mon pauvre Ah-Ou, le grand chancelier...

Le vieux magot. — Plaisanterie douteuse, Polybe. Prends garde de tomber, un jour, sous le bistouri impitoyable d'un émule de Voronoff. Car notre... tête ne tardera pas à être mise à prix...

Le loustic, *devenu songeur.* — Oui, pour ce chasseur sans pitié, nous constituons, maintenant, une fortune. Nous sommes bien, à la lettre, le magot !

La guenon *qui est revenue à elle, entourant Ah-Ou de ses bras.* — Malgré tout, mon singe chéri, je resterai ta fidèle Héloïse...

Ah-Ou, *essuyant un pleur.* — Tu es bien gentille. Mais tout de même, tu sais, je regrette...

Madame Ah-Ou. — La vieille fille te cajolait?

Ah-Ou. — ... Mais non !... mes cacahuètes !

✣ ✣

SCÈNE IV

Chez les Médecins

Le docteur B., appelé en consultation par le docteur A., s'est retiré, avec son confrère, pour discuter sur le cas de leur malade : un bébé de douze mois atteint d'entérite.

Docteur A. — On ne vous a pas vu, mon cher confrère, aux dernières démonstrations de Voronoff.

Docteur B. — Il n'aurait plus manqué que cela ! Contribuer, par ma présence, à faire de la réclame à ce faiseur?

Docteur A. — Vous êtes acerbe, et cela m'étonne.

Si peu qu'on aime à se tenir au courant des nouveautés — et tel n'est pas votre cas, cher confrère — il n'est plus permis à un praticien vraiment digne de ce nom d'ignorer que, grâce aux conceptions hardies et à l'audace opératoire de celui à qui on ne peut refuser le titre de maître, la chirurgie est entrée dans une voie nouvelle, féconde en résultats les plus brillants...

Docteur B. — Et les plus inattendus, certes ! Cher confrère, vous ne voyez pas, j'espère, en moi, un aveugle de parti-pris, un sourd volontaire. Ah ! Voronoff, je l'accorde, dépasse Brown-Séquard et Carrel, ses fameux devanciers. Avec lui, la science-art ou l'art-science — comme vous voudrez — qu'on appelle la Chirurgie et qui allie, en un assemblage harmonieux, la virtuosité de la main à la profondeur du cerveau, la Chirurgie, dis-je, se transforme, c'est indéniable ! Jadis, la Chirurgie se contentait, tout bonnement, d'être mutilatrice. C'était le bon temps, le règne sans conteste des père Coupe-Toujours qui, avec une maëstria sans égale, une fougue illassable, et inlassée, vous enlevaient membre sur membre, organe sur organe, estimant que dame Nature nous avait trop comblés de ses dons...

Docteur A. — Puis vint l'ère de la Chirurgie conservatrice, plus sage, plus réfléchie, moins gâcheuse qui, ne croyant plus au luxe des organes, fit tous ses efforts pour laisser, dans la machine humaine, le plus de rouages possible à leur place...

Docteur B. — Aujourd'hui, nous assistons au lever d'un nouveau soleil : à l'horizon de la science, pointe l'astre de la Chirurgie, comment dirais-je, augmentatrice. Maintenant, on aspire à faire des hommes non pas encore à double cerveau ou à doubles muscles, mais des mâles à doubles... *Quo non ascendam !*

Docteur A. — Vous parlez latin, cher confrère, comme nos illustres ancêtres Purgon et Diafoirus. Me permettrez-vous de vous rappeler cette fameuse — et fâcheuse — *invidia medicorum?*

Docteur B. — Vous n'y êtes pas, mon cher. D'abord, je ne fais pas de chirurgie, ce n'est pas mon compartiment. Cette entreprise de fourniture d'organes de rechange ne me dit rien, et je me place à un point de vue plus élevé. J'estime, pour parler net, qu'en faisant, autour de ses expériences, — en elles-mêmes fort attachantes — un tam-tam indécent, Voronoff est loin de s'auréoler du prestige des vrais chercheurs, des savants véritables, modestes et désintéressés qui travaillent dans l'ombre silencieuse des laboratoires, dans l'atmosphère recueillie des amphithéâtres pour le bonheur d'une Humanité dont ils ne quémandent pas les louanges à grand renfort de communiqués à la presse...

Docteur A. — Vous êtes amer !...

Docteur B. — Claude Bernard, Pasteur furent, vous me l'accorderez, des savants d'autre envergure que votre arriviste de Voronoff. Ils étaient, pourtant, bien moins remuants. Ont-ils chanté, par dessus les toits, des découvertes qui furent, dans l'histoire de l'homme, époque lumineuse, autant et plus, peut-être, que les acrobaties de votre demi-Dieu?

Docteur A. — Je vous trouve peu psychologue, cher confrère ! Comment s'amuser à comparer Voronoff à Pasteur? Pasteur nous apprit comment l'homme meurt, victime des infiniment petits. Voronoff lui, nous montre la façon de survivre à soi-même, de renaître, tel Phénix, de ses cendres, par la vertu d'infinitésimales cellules, d'impondérables sucs. Et puis un homme consent assez facilement à la déchéance de son foie, de son cerveau, même. Mais l'organe noble par excellence, celui grâce auquel l'homme est vraiment, le maître de la Création ! Devez-vous mettre en parallèle cette misérable glande hépatique, tout juste bonne à distiller du sucre...

Docteur B. — Dam, par ces temps de vie chère !...

Docteur A. — ... et à fabriquer de la bile !...

Docteur B. — Il est de fait que chacun s'en fait, à ce moment...

Docteur A. — ... et cette autre, la Glande Unique,

la Parfaite qui a la précieuse propriété de secréter le Bonheur ! la seule cause, l'unique raison de vivre...

Docteur B. — Vous chavirez dans le lyrisme, cher confrère !

Docteur A. — Non, je sens fortement ce que je dis, et je le clame avec sincérité et véhémence. Convenez-en, cher ami, avec nos mœurs actuelles — bonnes, ou mauvaises — la science, même celle du meilleur aloi, ne peut aller sans une certaine... publicité.

Docteur B. — Pour ne pas dire sans un certain charlatanisme. Je sais que les colonnes des journaux dits « d'information » ont remplacé, avantageusement, le carrosse de l'arracheur de dents, avec son trombone et sa grosse caisse, les jours de foire...

Docteur A. — Tout doux ! cher confrère. Seriez-vous hostile, par hasard, à la vulgarisation, par quoi les masses sont éduquées?

Docteur B. — Dieu me garde de dire le moindre mal de la grande presse, par le ministère auguste de laquelle Populo est, au jour le jour, tenu au courant de tout ce qui se passe de curieux, sur notre globe, depuis la question du khalifat jusqu'aux boniments miraculeux de la quatrième page, sans oublier le feuilleton sensationnel... Pour un médecin, maintenant, le savoir c'est bien, le savoir-faire, c'est mieux!...

Docteur A. — Vous ne nierez pas, tout de même que depuis Pasteur le Progrès a fait du chemin. Tout le monde, maintenant, a soif de savoir...

Docteur B. — Le Dieu Public a soif !...

Docteur A. — Allons, cher confrère ! ne soyez pas grincheux. Et, surtout, gardez-vous, ne serait-ce que pour conserver votre clientèle, de paraître rétrograde...

Docteur B. — Ou misonéiste. Je serai donc, pour vous complaire, philonéiste, ou néophile, à votre choix. J'aurais tant aimé, pourtant, demeurer, ni néophile, ni néophobe, mais néo-juste...

Docteur A. — Je vous préfère ainsi. Voyez-vous, il faut marcher...

Docteur B. — Même si l'on n'est pas encore vieux marcheur?

Docteur A. — Marcher avec son temps. Foin de la science hermétique! Tout doit, à notre époque, se faire au grand jour...

Docteur B. — Même l'amour?...

Docteur A. — Mon cher confrère, de grâce, ne soyez pas humoriste à tout bout de champ. Sérieusement, ne peut-on comparer le Progrès à un arc tendu, symbole de l'Effort Humain? Le but, c'est l'Avenir; la flèche, la Science. Pour atteindre le but, il faut bander son arc avec force, fermeté...

Docteur B. — Je vous entends ! Et, de même que le tailleur du coin habille mieux, quand il s'agit de... progrès, Voronoff fait mieux bander !

(Le père du bébé malade, anxieux, et qui trouve que la consultation traîne en longueur, s'est risqué à tendre l'oreille, derrière la porte. Il n'a entendu que les derniers mots. Ahuri, il murmure :)

— Mais Bébé est encore bien jeune !...

FIN

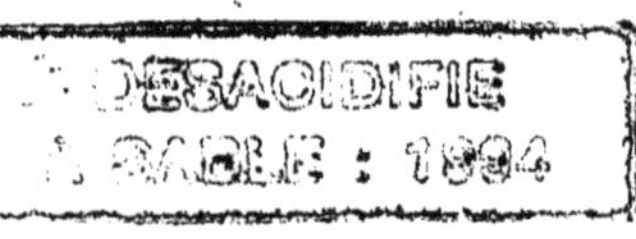

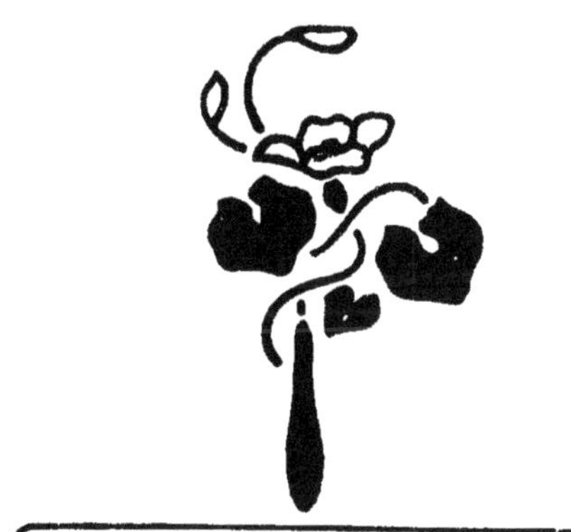

Alger, Imp. Jean Gaudet, 18, Rovigo

www.ingramcontent.com/pod-product-compliance
Ingram Content Group UK Ltd.
Pitfield, Milton Keynes, MK11 3LW, UK
UKHW021041260726
13994UKWH00005B/2292